ÉGLISE RÉFORMÉE DE FRANCE. — CONSISTOIRE DE NANCY

—

ÉGLISE DE NANCY

—

CÉLÉBRATION
DU CINQUANTENAIRE

DE M. LE PASTEUR

Charles-Frédéric SCHMIDT

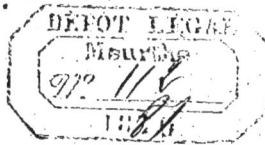

NANCY

IMPRIMERIE BERGER-LEVRAULT ET Cie

11, RUE JEAN-LAMOUR, 11

—

1881

CÉLÉBRATION

DU

CINQUANTENAIRE

DE M. LE PASTEUR

CHARLES-FRÉDÉRIC SCHMIDT

CÉLÉBRATION

CINQUANTENAIRE

DE M. LE PASTEUR

CHARLES-Frédéric SCHMIDT

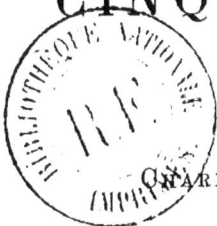

Le dimanche 23 janvier 1881, à dix heures du matin, dans le Temple de Nancy, un service solennel d'actions de grâces a été célébré à l'occasion du cinquantième anniversaire de l'installation de M. le pasteur Charles-Frédéric Schmidt dans cette Église.

Une assemblée nombreuse se pressait dans le Temple, qui avait été décoré, pour la circonstance, par un membre de la communauté, M. Roempler, horticulteur; des arbustes garnissaient le fond du chœur, et des guirlandes de verdure ornaient la chaire et les galeries de l'édifice.

A dix heures, M. le pasteur Charles-Frédéric Schmidt a été introduit dans le Temple par MM. les Pasteurs, les Membres du Conseil presbytéral, du Consistoire et du Diaconat, qui s'étaient réunis autour de lui dans la sacristie, et qui l'ont conduit jusque dans le chœur, où ils ont pris place avec lui.

Le service a été commencé par le chant des deux premiers versets du cantique 119.

Puis, M. le pasteur Édouard Schmidt a lu la Confession des péchés et quelques passages des Saintes Écritures.

Deux de ses collègues ont ensuite conduit M. le pasteur Schmidt père jusqu'au pied de la chaire, pendant que l'assemblée chantait le verset 3 du cantique 125.

Prenant la parole, malgré une vive émotion, M. le pasteur Schmidt père a rappelé dans quelles circonstances et avec quelle défiance de lui-même il avait accepté la charge pastorale, âgé de moins de 24 ans, encouragé par le pasteur vénérable et d'une haute expérience auquel il succédait. Il a rendu grâces à Dieu qui l'a soutenu, et il a invoqué sa bénédiction sur son ministère, ses collègues, les conseils de l'Église, et la communauté tout entière. Puis, il a prêché sur la parabole de la semence de sénevé, dont il a fait, en terminant, l'application à l'Église de Nancy, qui, fondée en 1807, comptait, en 1831, cinq cents membres, un seul pasteur, et n'avait point d'annexes ni de revenus assurés; et qui, aujourd'hui, a plus de deux mille fidèles, quatre pasteurs, deux annexes, une situation prospère; il se loue de cet accroissement, tout en déplorant qu'il soit dû, pour une large part, aux malheurs de la patrie, en 1870-1871.

Pendant le chant du cantique 3, versets 7, 8 et 9, le prédicateur est revenu prendre sa place dans le chœur, et MM. les diacres Goll, Keller et Mélingre ont fait dans les rangs de l'assemblée une collecte en faveur des Missions évangéliques, qui a produit 334 fr. 20 c.

M. le pasteur Cuvier, debout devant la table de communion, s'adressant alors à son cher et vénéré collègue, lui a exprimé les sentiments de respectueux attachement et les vœux de sa paroisse, et a rendu grâces à Dieu du développement de l'Église.

En terminant, il a offert à M. le pasteur Charles-Frédéric Schmidt, au nom de la communauté, un exemplaire du Nouveau Testament, imprimé et édité par MM. Berger-Levrault et Cie, sur papier Whatman, relié en chagrin du Levant, avec une inscription commémorative, ainsi qu'un bronze représentant Moïse, d'après Michel-Ange. Il lui a annoncé qu'une distribution de vêtements et d'aliments était faite aux indigents, et qu'un titre de rente sur l'État serait remis à l'Église pour constituer, sous le nom de *Fondation Charles-Frédéric Schmidt*, une œuvre qui perpétuera son souvenir dans la paroisse ([1]).

M. le pasteur Wagner, prenant alors la parole au nom des Églises de Saint-Dié, Épinal, Bar-le-Duc, Lunéville et Remiremont, a remercié M. Schmidt de ce que, comme président du Consistoire, il avait fait pour elles, et en particulier pour les trois dernières, dont il a poursuivi et obtenu la création. Il a donné aussi un témoignage de souvenir et de regret aux Églises de Metz, Courcelles-Chaussy, Hellering, Lixheim et Sarrebourg, que la

[1] Il est pourvu à la dépense au moyen d'une souscription faite dans la paroisse et qui a produit la somme de 3,385 fr. 50 c.

guerre nous a enlevées. Il a exprimé les regrets de ses collègues du dehors qui, empêchés par les devoirs de leur ministère, n'avaient pu se rendre à Nancy. Il a terminé en offrant à M. Schmidt, au nom des Églises de la Consistoriale, un calice d'argent pour la communion des malades, sur lequel sont gravés les initiales du donataire et les noms des cinq Églises donatrices.

Après cette allocution, les enfants ont chanté la formule de bénédiction tirée de la seconde épître de saint Paul aux Corinthiens, chapitre XIII, verset 13.

Le service a été terminé par la bénédiction, qu'a prononcée M. le pasteur Schmidt père, entouré de MM. les pasteurs O. Cuvier, Édouard Schmidt et Blanck, de Nancy; Wagner, de Remiremont; Dannreuther, de Bar-le-Duc.

Puis le cortége est rentré dans la sacristie.

Les enfants de l'École protestante de filles s'y sont présentées, apportant un bouquet à M. Schmidt.

Elles ont été suivies d'un grand nombre de fidèles, désireux de serrer la main au doyen de leurs pasteurs.

Les présents offerts à M. le pasteur Charles-Frédéric Schmidt étaient exposés dans la sacristie.

DISCOURS

M. le Pasteur Charles-Frédéric SCHMIDT

CHRÉTIENS MES FRÈRES BIEN-AIMÉS,

En montant aujourd'hui dans cette chaire, je ne puis me défendre d'une profonde émotion. Ce concours inaccoutumé de fidèles qui se pressent dans le Temple, comme en un jour de fête, le souvenir des temps écoulés, le sentiment de ma faiblesse, de mes forces qui déclinent, de ma voix et de mon ardeur qui s'éteignent : tout, en ce jour, m'émeut et me confond. Cinquante années se sont écoulées depuis le jour où, répondant à l'appel qui lui était adressé par les Conseils de l'Église de Nancy, le pasteur qui vous parle vint prendre la direction spirituelle de cette paroisse. Il y avait peut-être de la témérité de la part d'un jeune homme de vingt-trois ans, à accepter l'héritage du digne et vénéré pasteur qui, pendant vingt et une années, avait dirigé avec tant de sagesse et de distinction l'Église protestante récemment créée dans cette ville. Mais, rassuré par celui-là même qui lui avait ouvert la carrière pastorale, et encouragé par les Anciens de l'Église qui avaient assisté à ses débuts, le jeune pasteur accepta ce lourd héritage, et, en vertu d'une ordonnance royale du 18 janvier 1831, qui confirmait son élection, il montait dans cette chaire qu'il n'a cessé d'occuper jusqu'à ce jour.

Je ne vous dirai pas toutes les expériences qu'il eut à faire, toutes les épreuves qui traversèrent sa vie, les préventions, les obstacles et les difficultés de toute espèce qu'il rencontra dans le cours de son ministère : il eut le bonheur de les surmonter, grâce à l'appui et aux sages conseils de ceux qui administraient la paroisse, et grâce aussi à la bienveillance qu'il ne cessa de trouver auprès des autorités du département et de la ville. Aussi, si son long ministère a été béni, si les institutions de l'Église ont prospéré entre ses mains, si la charité s'est déployée en aumônes, c'est avant tout au Chef suprême de l'Église qu'il en est redevable, c'est aussi au troupeau qu'il avait à diriger, troupeau fidèle, dévoué, attentif à la voix de son pasteur.

Au souvenir de tant de bénédictions, il se sent pressé d'en rendre grâces au Chef et au Consommateur de la foi ; unissez-vous à lui pour offrir au Seigneur nos actions de grâces et nos prières.

PRIÈRE

Dieu de bonté et d'amour, source de toutes grâces et de toutes bénédictions, tu vois en ce moment abattu devant ton trône ton humble et reconnaissant serviteur. Tu lui as ménagé une grande grâce ; tu l'as conduit comme par la main à travers les sentiers souvent rudes et escarpés de la vie ; tu l'as soutenu au milieu des difficultés de sa tâche ; tu as été sa consolation et son appui aux jours de l'épreuve.

Grâces te soient rendues, Seigneur ! pour toutes les bénédictions dont tu l'as entouré. Continue à le soutenir et à le protéger ; sois sa consolation et son refuge au déclin de son ministère, comme tu l'as été à ses débuts. Fortifie-le dans sa foi et dans sa vie intérieure, et qu'après t'avoir servi fidèlement pendant les jours de son pèlerinage, il puisse se présenter devant toi, en compagnie des âmes qu'il aura sauvées, et te dire : Me voici, Seigneur, avec tous ceux que tu m'as donnés.

Dieu de bonté, bénis les Pasteurs, les Anciens et les Diacres que tu as donnés à cette Église, pour être les dispensateurs de tes grâces ; répands sur eux les dons de ton Saint-Esprit, afin qu'ils travaillent avec toi au maintien de l'ordre et de la piété, au soulagement et au salut des âmes.

Répands sur tous les membres du troupeau ton esprit de sagesse et d'intelligence, de charité et de support, d'union et de concorde. Fais que toute leur vie soit une protestation contre l'erreur et le péché, mais jamais une protestation contre la vérité de tes saints oracles et la piété véritable des enfants de Dieu.

Père de miséricorde, console et fortifie ceux de nos frères qui sont dans la souffrance, dans la pauvreté, dans le deuil et l'isolement ; assiste les malades et les mourants ; envoie-leur, si telle est ta bonne volonté, la délivrance de leurs maux, et fais servir leurs épreuves à la sanctification de leurs âmes et à leur bonheur éternel.

Enfin, fais-nous sentir en cet instant le secours de ta grâce toute-puissante ; et que cette grave et touchante solennité contribue à l'affermissement de la foi de cette Église, à l'avancement de ton règne et à la gloire de ton nom, par Jésus-Christ notre Seigneur. Amen. Notre Père, etc.

SERMON

LES PROGRÈS DU ROYAUME DE DIEU

Texte : Marc, IV, 26-29.

Mes frères,

Il est dans la nature humaine une malheureuse tendance
à vouloir jouir immédiatement du fruit de son travail, à sup-
porter avec impatience le moindre retard et à se laisser
abattre aussitôt que l'on ne voit pas le succès couronner ses
efforts et ses entreprises. Nous sommes ainsi faits, que nous
cherchons plus à obtenir des résultats immédiats et visibles
qu'à conquérir une influence profonde, mais cachée aux yeux
de la foule. Nous ressemblons un peu à l'enfant qui, le jour
même où il a déposé une semence dans la terre, s'étonne de
ne la pas voir germer. Il n'y a pas, jusqu'aux esprits les plus
élevés qui, en voyant leurs efforts trompés, leurs espérances
déçues, leurs projets renversés, ne tombent dans le découragement.

C'est pour combattre ce découragement, né d'une ardeur
excessive, que le Seigneur avait déposé dans la mémoire de
ses disciples la parabole que je viens de vous lire. Il voulait
les prémunir contre cette impatience exagérée qui réclame
un succès immédiat, et leur apprendre que le gouvernement
des esprits appartient à ceux qui savent attendre, à ceux qui
savent souffrir. Les apôtres, sans doute, y prêtèrent d'abord
peu d'attention, mais au moment nécessaire, au jour de
l'épreuve, cet avertissement devait surgir dans leur esprit
comme une sorte de révélation.

En comparant la croissance du Royaume de Dieu avec la
croissance d'une plante, Jésus veut, avant tout, nous faire
comprendre que le temps est un élément indispensable au
triomphe du bien sur le mal. Partout le Créateur a placé,
entre le point de départ et le point d'arrivée, cette barrière

inévitable : le temps. C'est afin de nous laisser les moyens et la faculté de tasser, pour ainsi dire, ce que nous avons acquis, et de nous fortifier dans notre cœur pour de nouvelles luttes. Plus l'avénement du Royaume des Cieux est retardé, plus le triomphe sera assuré et la victoire décisive. Il en est comme de ces arbres qui, bravant le long hiver du cercle polaire, mettent des siècles à grandir, mais aussi dont le bois défie l'acier, tandis que, sous un ciel plus heureux, ces mêmes arbres, croissant avec une rapidité extrême, ne présentent ni résistance ni solidité.

Notre Seigneur veut nous apprendre en même temps que le retard apporté à la victoire n'est pas même une suspension : le germe, dit-il, se déploie en herbe, l'herbe se couronne d'un épi, l'épi se garnit de grain ; — le triomphe est donc reculé, pour qu'il se prépare par un développement continu, quoique imperceptible. Ne mesurez pas les progrès accomplis d'hier à aujourd'hui, ils vous paraîtraient nuls ; mais visitez votre champ au printemps, puis au commencement de l'été, revenez-y quelques semaines plus tard, et votre espoir sera soutenu par des signes évidents, qui vous montreront la moisson de plus en plus proche.— De même, on ne saurait juger des progrès du Christianisme au sein de l'humanité qu'en s'élevant au-dessus des détails, pour embrasser un vaste espace d'un seul coup d'œil. Gens de petite foi, iriez-vous désespérer parce que, autour de vous, dans votre petite sphère, vous apercevez aujourd'hui et demain une apparence de stérilité ? Portez vos regards un peu plus haut, et dans l'ensemble des événements vous remarquerez sans aucun doute le progrès lent, mais incessant, dont parle mon texte. Et, pour nous montrer quelle est la force mystérieuse qui amène ce progrès et en garantit la continuation, notre Seigneur ajoute qu'il importe peu à la croissance du blé que le Maître du champ se lève le jour et dorme la nuit, puisque c'est la terre qui produit tout d'elle-même. — Ainsi, mes frères, le développement et le triomphe du Royaume de Dieu ne dépendent pas précisément du zèle de tel pasteur, de l'éloquence de tel prédicateur, de la science de tel théologien. Quoique nous portions la responsabilité du mal que nous laissons accomplir, l'action de Dieu n'est jamais liée à l'action d'un homme. Dieu peut briser à son gré ses instruments, il peut les remplacer par d'autres, il peut même se passer de toute personne humaine, car il a déposé dans l'Évangile une puissance invisible et pourtant irrésistible, qui le répand dans le monde sans qu'on sache comment. Parfois la Bible semble avoir perdu toute prise sur les cœurs, mais ne la supposez pas morte ; dans ce germe éteint en apparence couve une sève vigoureuse ; il en sortira tout un arbre, sous lequel viendront s'abriter les âmes inquiètes. Depuis le jour où Jésus a planté dans le monde sa croix teinte de sang, le monde a essayé maintes fois d'arracher cette croix importune, comme une flèche qui a pénétré dans les chairs. Efforts inutiles ! La croix tient ferme, le monde ne peut s'en défaire, et il sent en frémissant qu'elle lui communique, bon gré, mal gré, le principe de vie dont elle est toute trempée.

Parcourez, mes frères, l'histoire du Christianisme dans le monde, vous verrez la confirmation des enseignements de notre parabole. Vous verrez qu'il faut au Christianisme du temps pour produire le bien, que ses progrès sont lents, mais continus, qu'il possède une force mystérieuse et divine, qui brise toutes les résistances et transforme peu à peu le monde à l'image du Sauveur.

Voyez, par exemple, comme de siècle en siècle l'opinion publique s'est imbue de principes plus humains, plus fraternels, plus chrétiens ; comme l'action insensible du temps a adouci les mœurs, détruit les préjugés, émoussé la barbarie. Voyez comme l'esprit du Christianisme a pénétré peu à peu dans toutes les institutions sociales, par quelle lente opération il a amené l'opinion publique à reconnaître et à proclamer les droits imprescriptibles de la conscience.

Mais, si vous voulez une preuve plus palpable encore de la vérité de notre parabole, voyez ce qu'était l'Église de Nancy il y a un demi-siècle.

En 1831, cette Église, qui comptait à peine vingt-quatre années d'existence, avait une population de 500 âmes environ. Longtemps elle n'eut qu'un seul pasteur, obligé souvent encore de rayonner dans les arrondissements de Toul et de Lunéville, et jusque dans les départements voisins. Elle ne possédait aucun revenu, les quêtes seules du dimanche devaient suffire à tout, et la moyenne de ces quêtes, pendant les dix premières années du ministère de celui qui vous parle, n'atteignait pas six cents francs.

Aujourd'hui, notre population protestante est de plus de 2,000 âmes ; cette augmentation est due en partie, hélas ! aux malheurs de la patrie, qui ont banni du sol de l'Alsace et de la Lorraine, et amené dans nos murs une nouvelle population, qui n'a pas été la moins empressée à prendre part à cette fête de famille. Aujourd'hui, l'Église a trois pasteurs titulaires et un pasteur auxiliaire. Elle a deux écoles reconnues et qui comptent chacune plus de 70 élèves. Un Diaconat a été institué qui, avec le concours du Comité de bienfaisance, assiste et soulage efficacement près de 100 familles nécessiteuses. Les quêtes faites au Temple donnent des résultats plus que triples de ceux des premières années.

Depuis 1844, il ne s'est presque pas passé une année où nous n'ayons eu à enregistrer quelque legs ou quelque libéralité, quelquefois de membres étrangers à notre Église.

C'est que, mes frères, le nom de protestant n'est plus un sujet d'étonnement pour personne ; notre Église n'est plus étrangère dans la Cité, notre culte y est plus que toléré, et toutes les autorités ont pour nous une bienveillante équité, qui nous rend notre tâche de plus en plus facile.

De quelque côté donc que je me tourne, je vois le champ du Père de famille bien préparé, les épis mûrir, la moisson jaunir sous les rayons du soleil d'en haut. Oh ! mes frères, que d'actions de grâces ne devons-nous pas au Maître de la moisson, à l'auteur de toute grâce excellente et de tout don parfait !

Oui, gloire soit rendue à Dieu pour les nombreuses faveurs dont il nous a comblés, et bénis soient ceux qui ont été les instruments de ses miséricordes et de ses vues paternelles à notre égard !

Soyez bénis, vous dont le zèle intelligent et la pieuse activité ont jeté les fondements de cette Église et en ont assuré la prospérité ! Si le Seigneur ne vous a pas permis d'en voir les développements et les progrès, recevez du moins aujourd'hui le témoignage de notre vive reconnaissance.

Et nous, mes frères, qui avons succédé à nos pères et qui jouissons du fruit de leur travail, nous, enfants du Royaume de Dieu, conduisons-nous comme il convient à des citoyens de ce Royaume. Ne regardons pas notre tâche comme accomplie ; il nous reste encore beaucoup à améliorer, beaucoup à faire. Une institution surtout nous manque : c'est celle de diaconesses chargées de visiter et de soigner nos malades. Longtemps peut-être encore il nous faudra la désirer ; mais ne perdons pas courage, et que les progrès accomplis jusqu'à ce jour vous rassurent sur ceux qui nous restent à accomplir. Apportez, en attendant, chacun votre pierre à l'édifice spirituel que nous élevons à la gloire de Notre Dieu et de Notre Seigneur Jésus-Christ. Apportez chacun à l'affermissement et au développement de notre Église le tribut de votre dévouement, de votre foi, de vos prières et de votre charité chrétienne. Redoublons tous d'efforts pour étendre le Règne de Dieu autour de nous et en nous-mêmes, et tâchons de faire de cette Église, que nos pères nous ont léguée, une Église pure et sans tache, qui puisse être présentée au Seigneur au grand jour de son avénement. Que la bénédiction de Dieu repose sur cette Église et sur toutes les portions de son héritage. Amen !

ALLOCUTION

DE

M. le Pasteur O. CUVIER

HONORÉ ET BIEN-AIMÉ FRÈRE,

Vous avez reçu de Dieu une grâce signalée qu'il n'accorde qu'à bien peu de ses serviteurs : vous exercez le ministère pastoral depuis un demi-siècle.

Le 18 janvier 1831, une ordonnance du roi Louis-Philippe confirmait votre élection et quelques jours après vous étiez installé dans ce Temple, en qualité de pasteur. Vous entriez au service de la première Église qui vous eût adressé vocation ; jamais vous n'avez voulu la quitter ; vous lui resterez jusqu'au jour encore éloigné, nous l'espérons, où il plaira à notre Père Céleste de vous dire : Bon et fidèle serviteur, entre dans la joie de ton Maître. (Matth. xxv, 25).

Les chrétiens dont vous êtes le pasteur depuis tant d'années, ne pouvaient oublier, en cette circonstance, la recommandation d'un apôtre : Souvenez-vous de vos conducteurs qui vous ont annoncé la parole de Dieu. (Héb. xiii, 7.) Ils sont heureux de le faire, et je le suis aussi de vous apporter l'expression de leur respectueux attachement.

Je pourrais invoquer quelque titre à vous adresser la parole en ce jour.

Tous deux, nous sommes nés dans cette ville ; tous deux élèves de son Lycée, je me souviens, moi enfant et vous presque jeune homme, d'avoir entendu proclamer votre nom parmi ceux des lauréats habituels de ses concours; tous deux, dans ce Temple, nous avons confirmé le vœu de notre baptême et participé à la Sainte-Cène. Mon père vous a compté parmi ses catéchumènes, il vous a encouragé aux études théologiques. Appelé à desservir une autre Église, il vous a proposé au Consistoire pour lui succéder ici. Comme à vous, Dieu lui a fait la grâce d'exercer son ministère pendant cinquante ans. Durant quelques mois j'ai reçu vos leçons et je vous dois, je ne l'oublierai jamais, d'avoir servi, trente-trois ans, une Église voisine, sœur aînée de la vôtre, où je serais mort, si de cruels malheurs ne m'en avaient arraché, et qui aujourd'hui gémit tristement séparée de nous pour un temps. Depuis quarante-deux ans j'appartiens au Consistoire que vous présidez depuis 1835, et voilà neuf ans que je suis associé à vos travaux dans cette paroisse.

Ce n'est, cependant, à aucun de ces titres, mais comme doyen d'âge de vos collègues que j'ai le privilége d'être aujourd'hui, auprès de vous, l'organe de votre Église.

Lorsqu'il y a cinquante ans vous avez aspiré à la charge de pasteur, vous avez *désiré une œuvre excellente.* (I Tim. III, 1.) Est-il une vocation plus belle, une œuvre plus excellente que le ministère évangélique, lorsqu'on le comprend et qu'on s'efforce de l'exercer à l'exemple du plus grand des apôtres ?

Le ministère évangélique est, en effet, une œuvre de paix. Il met le pasteur en rapports quotidiens et personnels avec des hommes de toute condition et de tout rang, depuis les plus élevés jusqu'aux plus humbles, et il doit témoigner à tous les mêmes égards comme à des frères, *sans faire acception de personnes.* (Jacq. II, 9.) Son devoir est de rapprocher ceux que sépare l'inégalité des conditions sociales, en inspirant aux favorisés de ce monde la bienveillance et la compassion, en combattant la jalousie envieuse dans le cœur de ceux dont le sort est à plaindre. *Doux et humble de cœur, il doit exhorter et réprimander les vieillards comme un père, les jeunes gens comme des frères, les femmes âgées comme des mères et les jeunes comme des sœurs, en toute pureté.* (I Tim. v, 1.) Qu'il se garde enfin *de dominer, par contrainte et pour le gain, sur le troupeau de Dieu* (I Pierre v, 3), qui lui est confié, mais qu'il sache qu'il est envoyé par son Maître *pour servir* comme lui, *et non pour être servi.* (Matth. xx, 28.)

Le ministère du pasteur est une œuvre de miséricorde. Sa vocation c'est d'aller à ceux qui sont travaillés et chargés par les misères humaines. Il se doit à tous : aux pauvres, pour les aider et leur assurer des secours ; aux infirmes et aux malades pour les encourager à la patience et relever leur confiance dans le Père Céleste ; aux affligés, pour leur porter les consolations de la foi ; aux pécheurs asservis à leurs convoitises, pour les exhorter à l'amendement ; aux pécheurs angoissés, pour leur montrer le chemin de la paix ; aux mourants, pour les affermir et les réjouir dans l'espérance en Christ ; à ceux qui vivent sans Dieu, pour leur rappeler qu'il y a un Père dans les Cieux et qu'ils ont une âme ; à tous ceux qui souffrent et gémissent, pour les aimer et prier pour eux.

Le ministère pastoral est une œuvre de sanctification. Le pasteur est appelé, comme Jean-Baptiste, à prêcher la repentance et l'amendement, non-seulement aux gens de mauvaise vie, mais à tous les pécheurs, c'est-à-dire, à tous ses frères. Comme un bon soldat de Jésus-Christ, il doit combattre le bon combat et enrôler ses frères dans la guerre contre le mal qui règne dans le monde et contre le péché qui habite en eux. Serviteur du Christ, il lui faut rappeler sans cesse à tous la loi éternelle donnée par son Maître : Aimer Dieu et, en Dieu, tout ce qui est vrai, juste, pur, sans reproche; et aimer le prochain, en les invitant à regarder à Jésus, le

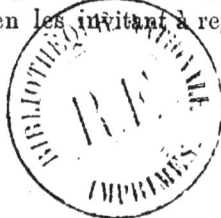

modèle accompli de toute vertu. Afin de ne pas ôter toute autorité à sa parole, saint Paul lui recommande d'être *sobre, prudent, pacifique, désintéressé, de rechercher la foi, la piété, la charité, la patience, la douceur, en sorte qu'il reçoive de tous un bon témoignage* (I Tim. VI, 11), *de peur qu'après avoir prêché aux autres, il ne soit rejeté lui-même.* (I Cor. IX, 27.)

Enfin, le ministère chrétien est une œuvre de foi. La mission du pasteur est d'annoncer la bonne nouvelle qui a réjoui le monde, pour la première fois, il y a dix-huit siècles ; de prêcher Jésus-Christ et Jésus-Christ crucifié (I Cor. II, 2), en qui Dieu offre aux pécheurs le pardon et la paix ; à exhorter ses frères à vivre d'une manière digne d'enfants de Dieu, dans l'espérance de la vie éternelle. Il est un semeur, et c'est la vérité chrétienne qu'il sème, il faut donc qu'il sache en qui il croit et qu'il n'ait pas honte de l'Évangile (Rom. I, 16). Pour que la bonne semence lève dans les cœurs et y porte du fruit, il faut aussi qu'il arrose, c'est-à-dire qu'il prie. Comment prêcherait-il aux autres, s'il n'était pas lui-même un croyant, se nourrissant de la Parole de vie ? Comment gagnerait-il les cœurs au Dieu d'amour, s'il n'avait sa confiance dans son amour ? Comment conduirait-il les âmes à Christ, s'il n'avait toute son espérance en lui ? Il doit donc être un homme de foi et de prières, et dire avec saint Paul : *J'ai cru, c'est pourquoi j'ai parlé.* (II Cor. IV, 13.)

Ministère de paix, de miséricorde, de sanctification et de foi, la mission du pasteur n'est-elle pas une œuvre excellente ?

Vous l'avez comprise ainsi, mon cher frère, dès le début de votre ministère, alors que vous étiez à l'âge de Timothée, lorsque saint Paul lui écrivait : *Que personne ne méprise ta jeunesse, mais sois un modèle pour les fidèles, en parole, en conduite, en charité, en foi, en pureté.* (I Tim. IV, 12.)

Mais, en poursuivant votre œuvre, en acquérant l'expérience, mieux vous en compreniez l'excellence, mieux vous en reconnaissiez les obstacles et les difficultés, plus aussi vous étiez en défiance de vous-même.

Que de fois, en considérant le peu de fruit de vos efforts, vous avez senti faiblir votre ardeur ! Que de fois, effrayé de votre responsabilité, vous avez dû vous écrier, avec Moïse : *Seigneur, qui suis-je pour parler à ton peuple ?* (Exode IV.) Mais il vous a répondu comme à son saint Prophète : *Vas et ne crains point, je serai avec toi.* Et Dieu a été avec vous, il a ranimé votre courage. Sa force a agi dans votre faiblesse : il a béni vos travaux, exaucé vos prières, et votre ministère n'a pas été sans bénédictions.

Cinquante années durant, votre *petit troupeau* n'a cessé de multiplier. Jusqu'aux malheurs de notre patrie, qui ont dépeuplé d'autres Églises, ont contribué à l'accroissement de la vôtre, et, parmi les nouveaux venus, combien ont apporté un levain de piété et de ferveur qui n'était pas superflu !

Aujourd'hui votre Église est nombreuse et la vie n'en est pas absente. Elle a deux annexes, qui sont ses filles, et quatre pasteurs à son service. Ceux qui ont faim reçoivent du pain, les nus sont vêtus, les malades visités, les enfants instruits dans deux écoles. Ses revenus ont augmenté, et les nécessités du présent ne font pas oublier les éventualités d'un avenir où elle devra, tôt ou tard, se suffire à elle-même.

Ces progrès, elle les doit sans doute, après Dieu, aux conseils qui la dirigent et dont le concours empressé ne vous a pas fait défaut ; mais surtout à votre direction vigilante et sage, à votre administration active et dévouée.

A cela ne s'est pas bornée votre activité. Vous avez poursuivi sans relâche la prédication de l'Évangile et les devoirs de votre ministère, sans que jamais la maladie ou la fatigue les ait interrompus ou que vous ayez cédé, même dans votre vieillesse, au besoin si légitime d'un repos momentané.

Je ne saurais compter, Dieu les connaît tous, ceux qui vous doivent de connaître l'Évangile et de marcher par la foi ; tous ceux que vos exhortations ont sauvés de l'oubli de Dieu et ramenés dans son temple ; les pécheurs qui se perdaient dans le vice et que vous en avez retirés ; les repentants à qui vous avez enseigné le chemin de la paix ; les veuves et les orphelins dont vous avez été l'appui ; les mourants que vous avez réjouis par les promesses de la vie éternelle ; tous ceux, enfin, sur qui vous avez veillé et pour qui vous avez prié.

C'est là le trésor de bonnes œuvres que vous vous êtes amassé dans le Ciel (Matth. XIX, 21), et qui vous fera trouver grâce.

Durant tant d'années de vie commune il se noue nécessairement entre le troupeau et le pasteur des relations et des liens d'affection, qui font de celui-ci comme l'époux spirituel de son Église. Il s'associe aux joies et aux douleurs, aux succès et aux revers de ses frères, se réjouissant ou pleurant avec eux. Comment l'Église, de son côté, ne ressentirait-elle pas tout ce qui touche son conducteur ?

Vous l'avez éprouvé maintes fois. Elle a béni le Seigneur avec vous des bienfaits dont il vous comblait, elle s'est réjouie avec vous lorsque vous consacriez, ici même, il y a vingt ans, votre fils aîné, votre collègue depuis lors, au service de l'Église de Jésus-Christ.

Elle a souffert de vos peines, lorsque Dieu vous reprenait un fils, votre mère, votre père, ou qu'il vous redemandait celle qui, durant plus de quarante ans, fut votre compagne et votre aide et dont l'absence se fait sentir si douloureusement aujourd'hui.

A cette heure encore, et tout entière, elle partage vos émotions, vos regrets, vos désirs, vos prières. Pour elle, comme pour vous, c'est une grande *journée que l'Éternel a faite, un sujet d'allégresse et de joie.* (Ps. CXVIII, 24.)

En souvenir de ce jour, en témoignage de notre affection et de notre reconnaissance, nous vous offrons le don le plus précieux pour un ministre de Jésus-Christ, le plus bel exemplaire que nous ayons trouvé des livres de la Nouvelle Alliance, de cet Évangile que vous sondez et prêchez depuis un demi-siècle. Nous y joignons la figure en bronze de Moïse, le saint Prophète de l'Ancienne Alliance.

Nous vous connaissons assez pour avoir cru qu'il manquerait quelque chose à cette fête et à votre joie, si vos frères indigents y étaient oubliés. Une distribution exceptionnelle de secours leur a été faite, avec le regret qu'elle n'ait pu être encore plus abondante.

Enfin, si votre Église date de l'année même de votre naissance, de l'an 1807, elle vous survivra. Nous avons voulu qu'après vous, alors que tous ceux qui vous auront connu et aimé ne seront plus, votre nom ne tombât pas dans l'oubli, et, sous le titre de FONDATION CHARLES-FRÉDÉRIC SCHMIDT, nous avons constitué une rente, dont il sera fait don à l'Église, pour être employée en encouragements aux élèves des cours d'instruction chrétienne, et qui perpétuera votre souvenir jusque dans les générations à venir.

Maintenant, cher et vénéré frère, au nom de tes collègues présents et absents, au nom du vénérable Consistoire, du Conseil presbytéral et du Diaconat, au nom de tous ceux à qui tu as fait du bien, au nom de ta famille et de toute l'Église, sois béni ! Que Dieu te comble de grâces, qu'il t'accorde une mesure toujours plus abondante de son esprit de vérité et d'amour, qu'il féconde ton ministère jusqu'à la fin, et qu'après t'avoir rassasié de jours, il t'ouvre ce Royaume des Cieux, où tu verras de tes yeux Celui dont tu es ici-bas le serviteur et dont tu seras là-haut le racheté !

Qu'il nous reçoive aussi tous en grâce ! Amen !

ALLOCUTION

DE

M. LE PASTEUR WAGNER

CHER ET VÉNÉRÉ PRÉSIDENT,

Il ne faut pas que les absents manquent à une fête comme celle-ci! Je viens, au nom des Églises du Consistoire, pour vous apporter leurs vœux, leurs félicitations et vous dire combien elles sont avec vous de cœur en ce jour de souvenir.

Bar-le-Duc, Lunéville, Épinal, Saint-Dié, Remiremont : plusieurs d'entre elles vous doivent l'existence, toutes ont été l'objet de votre sollicitude ; et, si des événements douloureux qui ont déchiré la patrie même, n'étaient venus déchirer aussi le Consistoire de Nancy, nous aurions le bonheur d'associer à nos vœux Sarrebourg, Dieuze, Hellering, Lixheim, Courcelles-Chaussy, Metz, tout ce coin de Lorraine où partout vous avez laissé des traces de votre activité. Si la reconnaissance, l'affection toute filiale de ceux qu'il a visités et édifiés, procurent une douce satisfaction au cœur du Pasteur, vous devez être heureux, cher et vénéré Président. Témoins du fidèle souvenir qu'on a gardé du temps où

vous étiez dans ce pays l'unique pasteur, où, malgré la diffi-
culté des communications, vous alliez rayonner en tous sens
et jusqu'au fond de nos vallées vosgiennes, les jeunes pasteurs vos successeurs peuvent dire à quel point votre nom et
votre personne y sont restés sympathiques. Sympathiques,
non-seulement à cette nombreuse population de protestants
disséminés, qui saluaient avec joie chacun de vos retours,
mais encore à beaucoup de vos frères appartenant à d'autres
cultes. Ils ont vu, ces derniers, ils ont vu en vous le représentant d'un culte jusqu'alors inconnu, incompris dans leur
région, et votre parole ferme, tolérante, vraiment évangélique, leur a toujours inspiré le respect de votre cause, et,
parfois, le sentiment de cette haute fraternité qui unit entre
eux tous ceux qui joignent les mains sur la terre pour prier
avec Jésus : Notre Père qui es dans les cieux ! Pionnier
infatigable, ouvrier de la première heure, vous avez frayé les
chemins, défriché les terrains, posé en maint lieu la pierre
fondamentale d'églises futures ; et, lorsque ces communautés
naissantes, enfants de votre dévouement, nous ont appelés à
notre tour pour continuer votre œuvre, la tâche était facile :
nous marchions sur vos traces, partout soutenus par cette
bienveillance, cette confiance que vous aviez si bien semées.
— A cette heure, en ce jour, nous savons, de par ces vallées
lointaines, plus d'une maison où votre nom se répète à la
table de famille, où les cœurs demandent à Dieu de vous
bénir. Tous ces amis que la distance empêche de venir vous
serrer les mains, ont voulu du moins vous donner un gage de
leur attachement. Ils vous prient d'accepter ce calice, symbole auguste du ministère que vous avez rempli pendant
cinquante ans, symbole aussi du lien indissoluble qui retient
en Christ présents et absents, vivants et morts.

Nous manquerions à la moitié de notre tâche si nous omet-
tions de vous exprimer les vœux de nos collègues. Sans les
devoirs sacrés que ce jour leur impose, pas un n'aurait man-
qué au rendez-vous. Ils ont voulu vous exprimer par leur

délégué combien ils sont heureux de vous voir célébrer une fête si touchante, combien ils apprécient le bonheur de posséder en vous un Président d'une bienveillance paternelle. Nous savons tous dans quelle large mesure vous contribuez à maintenir au sein du Consistoire cette bonne entente, cette unanimité des cœurs jointe à la plus entière liberté spirituelle, que nous voudrions souhaiter à toute l'Église de France.

Dieu veuille que longtemps encore vous puissiez ainsi nous présider, nous visiter et voir grandir autour de vous ces Églises que vous aimez tant !

Enfin, pour unir en un seul vœu fidèles et pasteurs, nous prions Dieu de vous donner ce qu'il y a de plus précieux : la parfaite sérénité, la paix profonde de l'âme, pour que, sans trouble, sans appréhension aucune, vous puissiez pleinement goûter toute l'affection, toute la joie que ce jour vous amène !

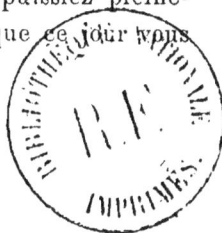

Nancy, imprimerie Berger-Levrault et Cⁱᵉ.

49

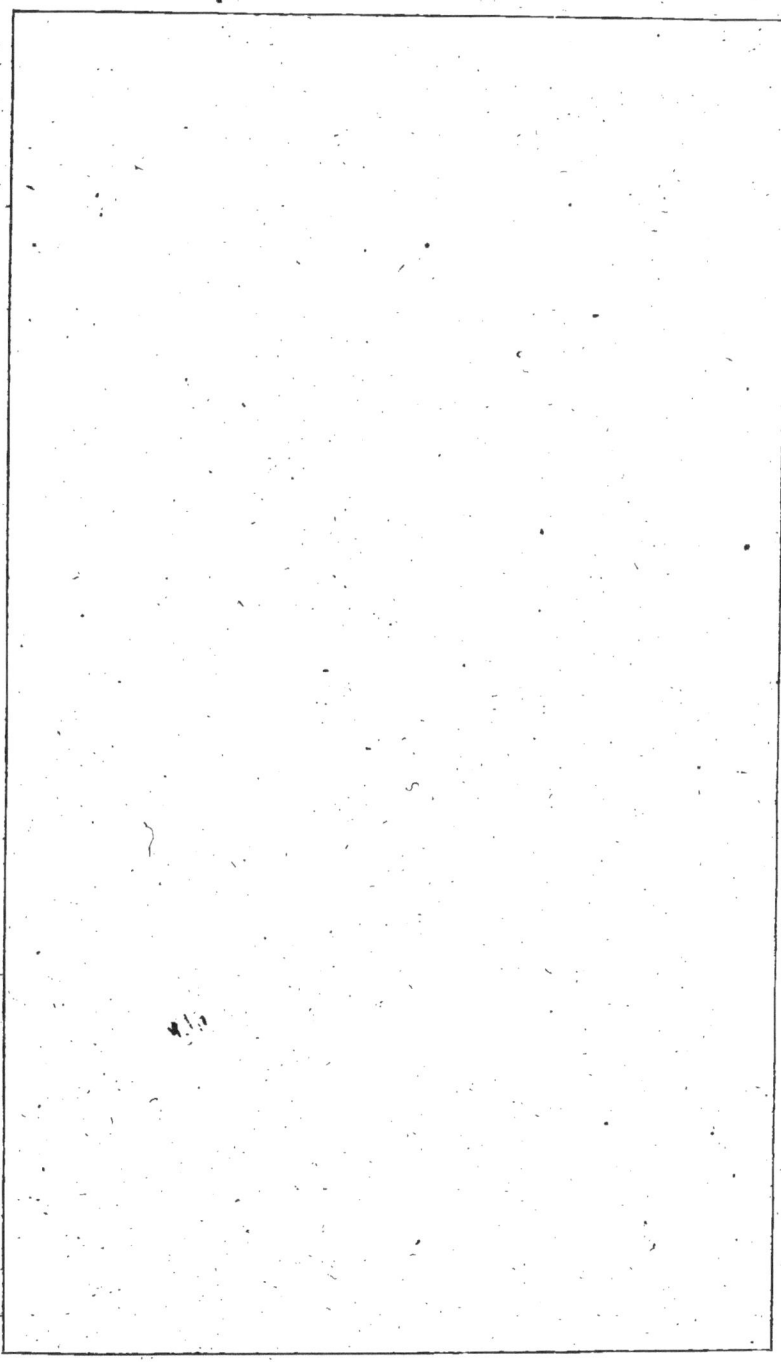

www.ingramcontent.com/pod-product-compliance
Lightning Source LLC
Chambersburg PA
CBHW060505200326
41520CB00017B/4919